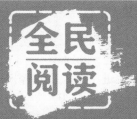

全民阅读

总主编
何清湖

中医养生进家庭口袋本丛书

补阳气

主编/张 晋 张振宇

U0152642

全国百佳图书出版单位
中国中医药出版社
·北 京·

图书在版编目（CIP）数据

补阳气 / 何清湖总主编；张晋，张振宇主编 . --
北京：中国中医药出版社，2024.4
　（全民阅读 . 中医养生进家庭口袋本丛书）
　ISBN 978 - 7 - 5132 - 8664 - 0

　Ⅰ . ①补… 　Ⅱ . ①何… ②张… ③张… 　Ⅲ . ①补气
（中医）- 基本知识 　Ⅳ . ① R243

　中国国家版本馆 CIP 数据核字（2024）第 053221 号

中国中医药出版社出版
北京经济技术开发区科创十三街 31 号院二区 8 号楼
邮政编码　100176
传真　010-64405721
山东临沂新华印刷物流集团有限责任公司印刷
各地新华书店经销

开本 787×1092　1/32　印张 3.25　字数 61 千字
2024 年 4 月第 1 版　2024 年 4 月第 1 次印刷
书号　ISBN 978 - 7 - 5132 - 8664 - 0

定价　29.80 元
网址　www.cptcm.com

服 务 热 线　010-64405510
购 书 热 线　010-89535836
维 权 打 假　010-64405753

微信服务号　zgzyycbs
微商城网址　https://kdt.im/LIdUGr
官 方 微 博　http://e.weibo.com/cptcm
天猫旗舰店网址　https://zgzyycbs.tmall.com

如有印装质量问题请与本社出版部联系（010-64405510）
版权专有　侵权必究

《全民阅读·中医养生进家庭口袋本丛书》

编委会

《补阳气》

编委会

主　　编　张　晋　张振宇

副 主 编　高　峰　李　婧　王　震

编　　委　范　肃　邹　雯　杲春阳　马海光　李纪新　赵玉清

作为我国优秀传统文化的瑰宝，中医药在治病养生方面做出了卓越贡献，是具有中国特色的文化符号和医疗资源。在国家一系列政策和法律法规的支持下，中医药事业不断向前发展，发挥着越来越重要的作用。2022年3月，国务院办公厅印发《"十四五"中医药发展规划》，其中提出，要提升中医药健康服务能力，提升疾病预防能力，实施中医药健康促进行动，推进中医治未病健康工程升级。在"中医药文化弘扬工程及博物馆建设"内容中提出，要推出一批中医药科普节目、栏目、读物及产品，建设中医药健康文化知识角。2022年11月，国家中医药管理局等八部门联合印发了《"十四五"中医药文化弘扬工程实施方案》，明确提出要"打造一批中医药文化品牌活动、精品力作、传播平台"，重点任务中包括"加大中医药文化活动和产品供给，每年度打造一组中医药文化传播专题活动，广泛开展中医药健康知识大赛、文创大赛、短视频征集、文化精品遴选、悦读中医等系列活动"。

中华中医药学会治未病分会作为治未病领域的权威学术团体，拥有优质的学术平台和专家资源，承担着推动我国治未病与养生保健行业良性发展的重任，我们以创作、出版优质的中医治未病与养生保健科普作品，传播权威而实用的健康教育内容为己任。把中医药文化融入建设文化强国、增强文化自信的大格局中，加大中医药文化传播推广力度，为中医药振兴发展厚植文化土壤，为健康中国建设注入源源不断的文化动力，是中医药学者进行科普创作的核心基调。为此，我们联合中国中医药出版社推出这套《全民阅读·中医养生进家庭口袋本丛书》，在内容创作和风格设计方面下足功夫，发挥了中华中医药学会治未病分会专家在科普创作方面的集体智慧和专业水准。

《黄帝内经》有云"圣人不治已病治未病"，养生的基本原则在于"法于阴阳，和于术数，食饮有节，起居有常，不妄作劳"，养生保健的重点是阴阳气血的平衡、脏腑经络的调和。本套丛书涵盖了保养肾、补阳气、充气血、护心神、强健肺、祛寒湿、调脾胃、通经络、养护肝、增强免疫力 10 个日常养生保健常见的热门主题，每册书都图文并茂，通俗易懂，是兼顾不同年龄、不同人群的趣味科普读物。每册书分别介绍了以上 10 个主题所涉及的常用穴位、家常食物、常用中药、家用中成药等，并融汇食疗方、小验方等，轻松易学，照着书中的养生方法坚持去做，能够取得良好的养生保健效果。

　　本套丛书的编写得到了中医药领域诸多专家的大力支持，感谢湖南中医药大学、湖南医药学院、浙江中医药大学、中国中医科学院西苑医院、湖南中医药大学第一附属医院、上海中医药大学附属曙光医院、广西中医药大学第一附属医院、浙江省中医院、佛山市中医院、中和亚健康服务中心、谷医堂（湖南）健康科技有限公司等相关单位的支持与热情参与。由于时间仓促，书中有尚待改进和不足之处，真诚希望各位专家、读者多提宝贵意见，以便我们在后续修订时不断提高。

中华中医药学会治未病分会主任委员
湖南医药学院院长　　　　何清湖

2024 年 2 月

《素问》曰:"阳气者,若天与日,失其所则折寿而不彰。"阳气对人体的作用非常重要,如同太阳对自然界的影响。中医学认为,"得阳者生,失阳者亡"。可见,阳气是生命之气,是生命的动力。

当下,损伤阳气的行为比比皆是。"过劳伤阳",快节奏的生活、繁重的压力,使许多人身心俱疲。"过寒伤阳""形寒饮冷则伤肺",不少年轻人穿衣单薄,寒气乘虚而入便会落下病根,贪吃冷饮,寒凉之气直接损伤脾胃,容易造成腹痛、腹泻等问题……因此,养阳对于现代人来说尤其必要。

为人体补充阳气,主要从补肾、补脾、补肺、补心等方面做起。肾阳虚衰,常见腰膝酸冷、性欲减退、夜尿增多等虚寒症状,又称"命门火衰";脾阳亏虚,常见食少腹胀、消化不良、不敢吃生冷食物、四肢发凉;肺气不足,易感受外邪,气短、咳喘增多,受寒时易发作或者加重;心阳虚衰,容易受到心慌、怔忡、心胸憋闷等心胸症状的困扰。

本书全方位介绍补阳妙招，涵盖养阳的重要穴位、家用食材、常用中药材、家用中成药等，并融汇食疗方、小验方等，全方位分享补阳干货知识，内容通俗易懂，轻松易学，照着书中的方法按按穴位、吃吃喝喝，就能强身健体，远离疾病！

　　特别鸣谢北京中医药学会治未病专业委员会、北京中医药薪火传承"3+3"施奠邦名家研究室对本书编写工作的支持！

张　晋　张振宇

2024 年 2 月

目　录

补肾阳 19 招
呵护先天之本，养肾就是养命

补脾阳 18 招
温补脾胃，手脚不凉，不拉肚子

三 补肺阳 20 招
增强抵抗力，远离感冒和咳喘

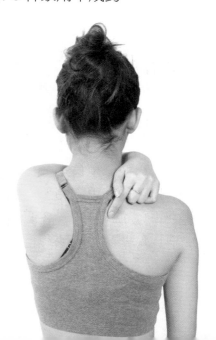

四

补心阳 18 招
改善胸闷，冠心病绕道走

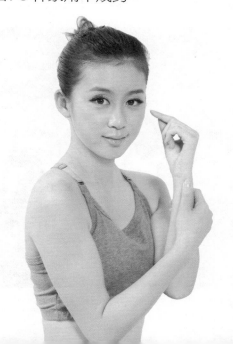

五

男性补阳 20 招
体不虚，精力足，病不找

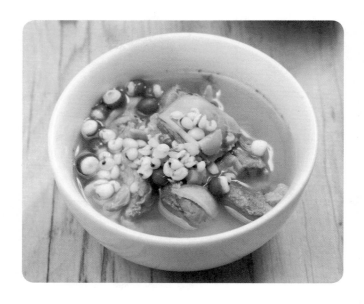

六

女性补阳 21 招
暖子宫，养气血，靓容颜，少生病

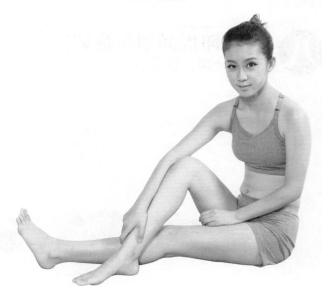

七

四季补阳 19 招
顺应规律来养生，春夏秋冬舒心过

八

3 种阳虚问题对症调理
阴阳一调，百病皆消

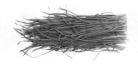

补肾阳 19 招

呵护先天之本，养肾就是养命

扫描二维码
有声点读新体验

肾阳虚
有哪些常见表现

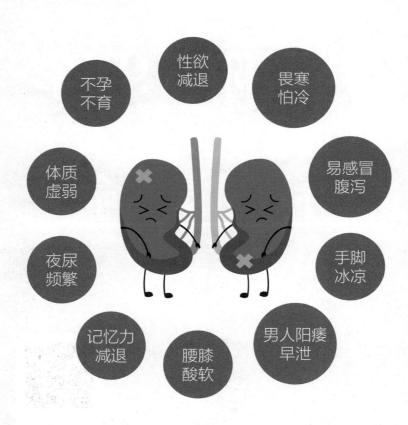

不孕不育

性欲减退

畏寒怕冷

体质虚弱

易感冒腹泻

夜尿频繁

手脚冰凉

记忆力减退

腰膝酸软

男人阳痿早泄

补肾阳：
3 大常用穴位

对症按摩调理方

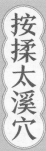

按揉太溪穴

取穴原理	太溪穴为肾经原穴，有着益肾助阳的作用，同时也能补肾阴，不用担心阳气过旺。
功效主治	益肾，壮阳，强腰。主治畏寒肢冷、腰脊痛、神疲嗜睡、头晕目眩、浑身乏力、小便频数、月经不调、咳嗽气喘等。
穴名由来	"太"，大；"溪"，沟溪。该穴为气血所注之处，足少阴肾经脉气出于涌泉，至此聚留而成大溪，故名。

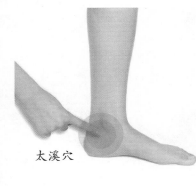

太溪穴

操作方法
用对侧手的拇指或食指指腹按揉太溪穴 3 分钟，力量柔和，以有酸胀感为度。

定位
坐位垂足，在足踝区，内踝尖与跟腱之间的凹陷处即是。

3

推按涌泉穴	取穴原理	涌泉穴为养肾第一穴，在保健方面有重要作用，可使人肾精充沛。
	功效主治	散热生气。主治哮喘、腰腿酸软无力、失眠多梦、神经衰弱、头晕、头痛等。
	穴名由来	"涌"，水涌出；"泉"，泉水。该穴为足少阴肾经脉气的起源，是人体的最低位置，可视为"地"，肾经脉气由此涌出体表，犹如泉水从地下涌出，故名。

操作方法

以食指指腹（或将食指和中指并拢）由下往足趾方向推按。每日早、晚，左右两侧各推按 1~3 分钟。

定位

5 个足趾背屈，足心前（足底中线前 1/3 处）正中凹陷处即是。

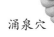

涌泉穴

取穴原理
命门穴是督脉腧穴，而督脉为人体阳脉，命门穴属阳中阳，被人们称为"烈火之穴"，最擅长补肾阳，因此经常按揉命门穴能够强肾固本、补足阳气。

功效主治
补肾壮阳，培元固本，强健腰膝。主治腰部虚冷疼痛、手脚冰凉、尿频尿急、腹泻、遗精、虚寒性月经不调等。

穴名由来
"命"，生命；"门"，门户。该穴在第二腰椎棘突下，两肾俞之间，当肾间动气出，为元气之根本、生命之门户，故名。

操作方法

用拇指指腹按揉命门穴1~3分钟，以有酸胀感为度。

定位

本穴在腰部，后正中线上，第2腰椎棘突下凹陷中，与肚脐相平对的区域。

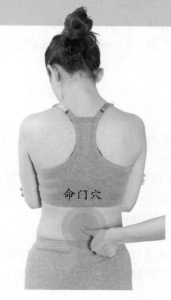

命门穴

5

补肾阳：
4种家常食物

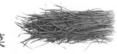

韭菜

性味归经： 性温，味辛；归肝、胃、肾经。

功能： 补肾，助阳，温中。用于肾阳亏虚、腰膝冷痛、里寒腹痛、阳痿等。

用法： 炒食、做馅。

禁忌： 阴虚内热、疮疡者忌食。

板栗

性味归经： 性温，味甘；归脾、肾经。

功能： 补肾强筋，益气健脾。用于腰膝酸软、脾虚泄泻等。

用法： 焖煮、炒食。

禁忌： 腹胀、便秘、食积者忌食。

羊肉

性味归经： 性温，味甘；归脾、胃、肾经。

功能： 补肾壮阳，益气养血，温中健脾。用于肾阳不足、腰膝酸软等。

用法： 炒食、煲汤。

禁忌： 凡外感时邪或内有宿热者禁食。孕妇不宜多食。

核桃仁

性味归经： 性温，味甘；归肾、肝、肺经。

功能： 补肾固精，温肺定喘。用于腰痛脚软、尿频、阳痿遗精、久咳喘促等。

用法： 生食、炒食。

禁忌： 有痰火积热或阴虚火旺者忌食。

补肾阳：
4种常用中药

鹿茸

性味归经： 性温，味甘、咸；归肝、肾经。

功效主治： 壮肾阳，益精血，强筋骨，调冲任，托疮毒。用于肾阳不足，精血亏虚，阳痿滑精，宫冷不孕，畏寒，眩晕，耳鸣，腰脊冷痛。

用法： 1~2克，研末冲服。

禁忌： 发热患者忌服。

益智

性味归经： 性温，味辛；归脾、肾经。

功效主治： 温脾止泻，摄唾涎，暖肾，固精缩尿。用于脾寒泄泻，腹中冷痛，肾虚遗尿，遗精白浊。

用法： 3~9克，煎服。

禁忌： 阴虚火旺或因热而遗滑崩带者忌服。

锁阳

性味归经： 性温，味甘；归肝、肾、大肠经。

功效主治： 补肾阳，益精血，润肠通便。用于肾阳不足，经血亏虚，腰膝痿软，阳痿滑精，肠燥便秘。

用法： 5~10克，煎服。

禁忌： 阴虚火旺者忌服。

雄黑豆

性味归经： 性平，味甘；归脾、肾经。

功效主治： 健脾补肾，消胀利水。用于脾肾虚寒，水肿胀满，喉痹不语，卒然失音。

用法： 9~30克，入煎剂或丸散。

禁忌： 热性病及阴虚内热者忌服。

药食同源，补益肾阳：2 道精选食疗方

温肾助阳，补肺通便

核桃仁炒韭菜

材料：韭菜 200 克，核桃仁 50 克。

调料：盐 3 克，植物油适量。

做法：

1 韭菜洗净，切段；核桃仁浸泡，沥干，放入热油锅中翻炒至金黄色盛出。

2 锅内留底油烧热，下韭菜段，炒至断生时加盐炒匀，再倒入核桃仁翻炒几下即可。

┌ 功效 ┐
温肾助阳，
润肠通便。

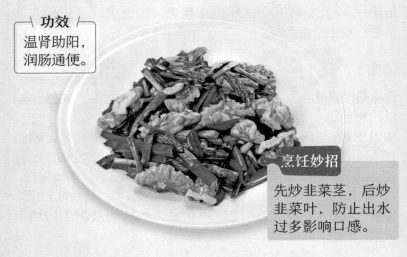

烹饪妙招

先炒韭菜茎，后炒韭菜叶，防止出水过多影响口感。

材料：丁香 2~3 粒，肉桂粉 3~5 克，母鸡 1 只。

调料：生姜、葱白、白胡椒、盐各适量。

做法：

1 生姜切片，葱白切段，与母鸡、丁香一起放进锅中，加水适量，用小火煨煮。

2 煮至鸡肉将熟时，加入白胡椒粉、肉桂粉、盐调味即可。

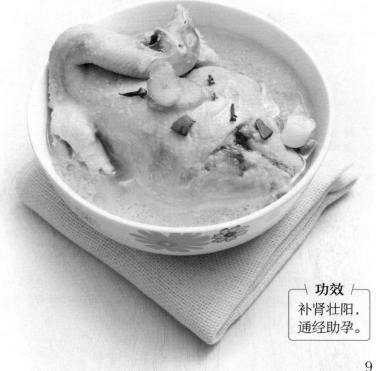

┤ **功效** ├

补肾壮阳，通经助孕。

补肾阳：
6种家用中成药

1 右归丸

温补肾阳，填精止遗。
用于肾阳不足所致的怯寒畏冷、阳痿遗精、大便溏薄、尿频而清等。

2 金水宝片

补益肺肾，秘精益气。
用于肺肾两虚所致的精气不足、久咳虚喘、腰膝酸软、阳痿早泄等。

3 肾炎舒片

益肾健脾，利水消肿。
用于脾肾阳虚型肾炎所致之浮肿腰痛、头晕。

4 济生肾气丸

温肾化气，利水消肿。
用于肾阳不足、水湿内停所致的肾虚水肿小便不利、痰饮咳喘等。

5 肾宝合剂

温补肾阳，固精益气。
用于肾阳亏虚所致的阳痿遗精、腰腿酸痛、精神不振、夜尿频多等。

6 桂附地黄丸

温补肾阳。用于肾阳不足所致的腰膝酸冷、肢体浮肿、痰饮喘咳等。

二

补脾阳 18 招
温补脾胃，
手脚不凉，不拉肚子

脾阳虚
有哪些常见表现

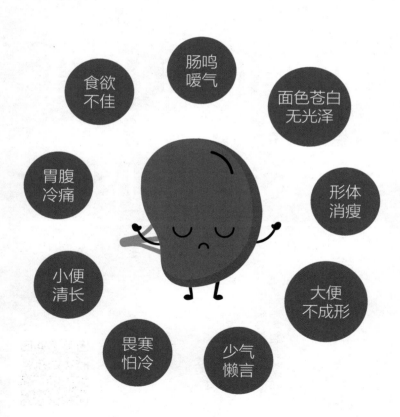

肠鸣
嗳气

食欲
不佳

面色苍白
无光泽

胃腹
冷痛

形体
消瘦

小便
清长

大便
不成形

畏寒
怕冷

少气
懒言

补脾阳：
3大常用穴位

对症按摩调理方

取穴原理	足三里穴是足阳明胃经的主要穴位之一，具有调理脾胃、补中益气、通经活络、疏风化湿、扶正祛邪的功效。
功效主治	生发胃气，调理脾胃，燥化脾湿。主治呕吐、呃逆、嗳气、肠炎、痢疾、便秘等。
穴名由来	"里"与"理"通。人以肚脐为界，上为天、下为地、中为人，万物由之，理在其中。故该穴能调和天地人，能治人身体上中下诸病。

按压足三里穴

操作方法

用拇指指腹垂直用力按压穴位，每次1~3分钟。

定位

垂直屈膝，由外膝眼往下量四横指，距胫骨外一横指处即是。

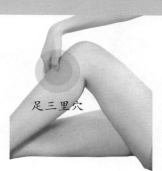

足三里穴

13

<table>
<tr><td rowspan="3">按揉阴陵泉穴</td><td>取穴原理</td><td>阴陵泉穴是足太阴脾经的合穴，能补气健脾、利水祛湿。与足三里穴合用，可温补脾阳，健脾利湿。</td></tr>
<tr><td>功效主治</td><td>健脾利湿，益肾固精。主治腹痛、胀满、水肿、泄泻、小便不利等。</td></tr>
<tr><td>穴名由来</td><td>"阴"，水之意，指小腿内侧；"陵"，高突的山丘，指胫骨内侧髁；"泉"，水泉，指凹陷。脾经流行的经水及脾土物质混合物在本穴聚合堆积如土丘之状，故名。</td></tr>
</table>

操作方法

用拇指指腹用力按揉阴陵泉穴3~5分钟，以有酸胀感为度。

定位

本穴在小腿内侧，胫骨内侧髁下缘与胫骨内侧缘之间的凹陷中。

阴陵泉穴

取穴原理	脾俞穴属足太阳膀胱经，为脾的背俞穴，与脾相应，具有补脾阳、助运化、益营血、化湿浊的功效。
功效主治	和胃健脾，升清利湿。主治肢体乏力、腹胀腹泻等。
穴名由来	"脾"，脾脏；"俞"，输注。该穴为脾之经气输注之处，主治脾之疾患，故名。

按揉脾俞穴

操作方法

用拇指按揉脾俞穴，其余四指附在肋骨上，每次1~2分钟。

定位

本穴在脊柱区，第11胸椎棘突下，后正中线旁开1.5寸（两指宽即可）。

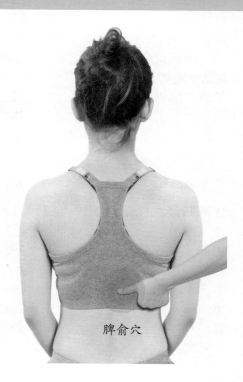

脾俞穴

15

补脾阳：
4 种家常食物

带鱼

性味归经： 性平，味甘；归胃经。

功能： 补虚暖胃，润泽肌肤。用于病后体虚。

用法： 清蒸、油煎、腌制均可。

禁忌： 发疥动风者忌食。

猪肚

性味归经： 性温，味甘；归脾、胃经。

功能： 补虚损，健脾胃。用于脾虚食少、虚劳羸瘦、泄泻、消渴、小儿疳积等。

用法： 炒食、炖食。

禁忌： 外感未清、胸腹痞盛者忌食。

黄牛肉

性味归经： 性温，味甘；归脾、胃经。

功能： 补脾胃，益气血，强筋骨。用于脾胃虚弱，气血不足引起的虚劳羸瘦等。

用法： 煎、煮、炒均可。

禁忌： 牛自死、病死者，禁食其肉。

鸡肉

性味归经： 性温，味甘；归脾、胃经。

功能： 温中益气，补精填髓。用于食少纳呆，反胃，虚劳羸瘦，病后体虚等。

用法： 热炒、油炸、炖汤等。

禁忌： 凡实证、邪毒未清者不宜食。

补脾阳：
4 种常用中药

草果

性味归经：性温，味辛；归脾、胃经。

功效主治：燥湿温中。用于寒湿中阻之痞满呕吐、脘腹冷痛等。

用法：3～6 克，煎服。

禁忌：阴虚血燥者慎用。

高良姜

性味归经：性热，味辛；归脾、胃经。

功效主治：温胃止呕，散寒止痛。用于脘腹冷痛，胃寒呕吐，嗳气吞酸。

用法：3~6 克，煎服。

禁忌：阴虚血燥者慎用。

花椒

性味归经：性温，味辛；归脾、胃、肾经。

功效主治：温中止痛，杀虫止痒。用于脘腹冷痛，呕吐泄泻，虫积腹痛；外治湿疹，阴痒。

用法：3~6 克，煎服。

禁忌：阴虚血燥者慎用。

砂仁

性味归经：性温，味辛；归脾、胃、肾经。

功效主治：化湿开胃，温脾止泻，理气安胎。用于湿浊中阻，脾胃虚寒，呕吐泄泻，妊娠恶阻，胎动不安。

用法：3~6 克，煎服，后下。

禁忌：阴虚有热者禁服。

药食同源，温补脾阳：2道精选食疗方

四味猪肚粥

温补脾胃，增强体力

材料： 鲜山药30克，猪肚200克，莲子10克，桂圆肉5克，红枣4枚，粳米100克。

调料： 盐、白胡椒适量，生姜3片，芹菜、洋葱、香菜适量，料酒适量。

做法：

1 山药洗净，去皮后切片；猪肚、莲子、桂圆肉、红枣洗净；粳米洗净，泡软。

2 将猪肚放入锅中，加水，倒入料酒、姜片、芹菜、洋葱、香菜，煮沸后倒入高压锅，30分钟后捞出，切丝。

3 锅内肉汤去上油，把粳米、莲子、桂圆肉、山药片、红枣、猪肚丝放入锅中，大火煮沸，然后转小火煮30分钟，煮至粳米和猪肚软烂，加入盐、白胡椒调味即可。

烹饪妙招

用白醋、花椒、食盐、黄酒、面粉、葱姜末反复揉搓猪肚方可去油。

功效
补脾益气，养血安神。

材料： 砂仁 3 粒，红枣 6 枚，去壳板栗
　　　　10 粒，粳米 100 克。

做法：

1 将砂仁放入调料包内，将粳米、红枣
　分别洗净。

2 在砂锅内加入清水，用大火烧开，放
　入粳米和红枣，煮沸后转小火熬煮 30
　分钟。加入砂仁调料包及去壳板栗，
　继续小火熬煮 10 分钟即可。

红枣砂仁板栗粥

调理脾胃，温中止泻

┌─ **功效** ─┐
益气健脾，
温中止泻。

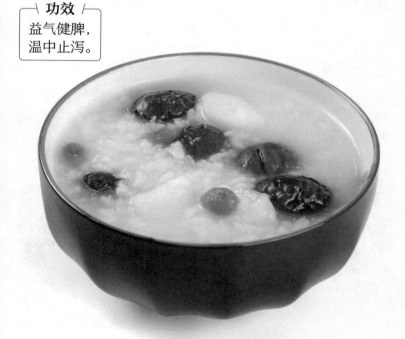

19

补脾阳：
5 种家用中成药

1 小建中合剂

温中补虚，缓急止痛。用于脾胃虚寒所致之脘腹疼痛等。

4 香砂养胃丸

温中和胃。用于中阳不足，湿阻气滞所致之胃痛痞满等。

2 附子理中丸

温中健脾。用于脾胃虚寒所致之脘腹冷痛、呕吐泄泻等。

5 温胃舒胶囊

温中养胃，理气止痛。用于中焦虚寒所致之胃痛等。

3 仲景胃灵丸

温中散寒，健胃止痛。用于脾胃虚弱所致之寒凝胃痛、食欲不振、脘腹胀满等。

小验方，大功效

石榴皮红糖水
散寒暖胃，止腹泻

将5克石榴皮、3克红糖放入锅中，加大约100毫升的水，水烧开后用小火再煮3分钟即可。

三

补肺阳 20 招

增强抵抗力，
远离感冒和咳喘

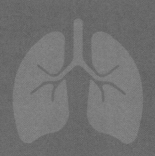

扫描二维码
有声点读新体验

肺阳虚
有哪些常见表现

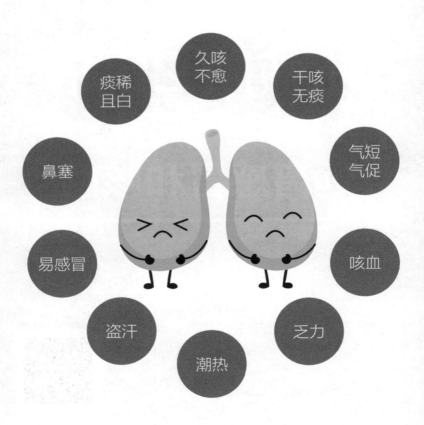

久咳
不愈

痰稀
且白

干咳
无痰

鼻塞

气短
气促

易感冒

咳血

盗汗

乏力

潮热

补肺阳：
4 大常用穴位

对症按摩调理方

取穴原理	中府穴为肺之募穴，手足太阴之交会穴，是脏腑经气结聚于胸腹部的腧穴。
功效主治	补益肺气，宣肺理气，止咳平喘。主治咳嗽、气喘、胸痛等症。
穴名由来	"中"，指中焦、中气；"府"，聚也，意为手太阴之脉起于中焦，其穴为中气（即天地之气）所聚之处，故名中府。

按揉中府穴

操作方法

用食指指腹沿顺时针及逆时针方向交替按揉中府穴 3~5 分钟。

定位

中府穴在胸部，横平第 1 肋间隙，锁骨下窝外侧，前正中线旁开 6 寸处。

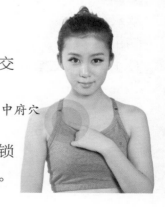

中府穴

按揉肺俞穴

取穴原理	肺俞穴为肺气所注之处，可调理肺脏气机，补益肺气。
功效主治	调补肺气，止咳。主治咳嗽、气喘、肺炎、支气管炎、支气管哮喘、肺结核等。
穴名由来	"肺"，肺脏；"俞"，输注。该穴是肺脏之气转输、输注之处，是治肺疾之重要腧穴，故名"肺俞"。

操作方法

可用两手的拇指或食指轻轻按揉肺俞穴，每次按揉 2 分钟。

定位

本穴在后背部，平第 3 胸椎棘突下，脊柱旁开 1.5 寸（二指宽）。

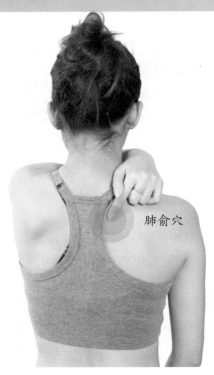

肺俞穴

取穴原理	气海为任脉穴，居于人之下焦，有调气机、益元气、补肾虚之功能。长期按摩能有效改善元气不足所致之虚寒证。
功效主治	补益元气，强壮体质。主治周身乏力、气短、善太息等。
穴名由来	"气"，元气；"海"，海洋。该穴在脐下，如同气之海洋，为人体元气之海。

操作方法

用拇指或食指指腹按压气海穴3~5分钟，力度适中。

定位

本穴在下腹部，脐下1.5寸，前正中线上。

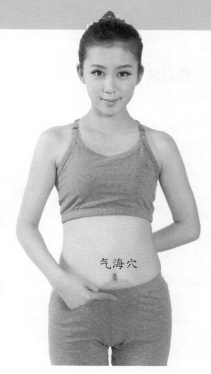

气海穴

按揉鱼际穴

取穴原理	鱼际穴是手太阴肺经荥穴，位于手部，非常便于自我按摩调理，辅助治疗肺系疾病。
功效主治	补肺润肺，清利咽喉。主治咳嗽、咽干、咽喉肿痛、失音等。
穴名由来	"际"，边际也。本穴位于拇短展肌、指对掌肌之边缘，其处肌肉丰隆，形如鱼腹，又当赤白相合之处，故谓之鱼际。

操作方法

用拇指或食指指腹轻轻按揉鱼际穴 100~200 次，以微微酸胀为度。

定位

本穴位于手外侧，第 1 掌骨桡侧中点赤白肉际处。

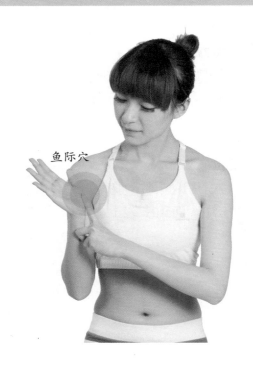

鱼际穴

补肺阳: 4 种家常食物

花生

性味归经： 性平、味甘；归肺、脾经。

功能： 补肺健脾。用于肺虚燥咳、肺痨等。

用法： 炒、煮、煎汤。

禁忌： 湿滞及肠滑泄泻者不宜食用。

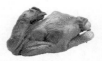

乌鸡

性味归经： 性平，味甘；归肝、肺、肾经。

功能： 补气养血。用于虚劳羸瘦等。

用法： 煮食、煲汤。

禁忌： 感冒发热、内火偏旺、痰湿偏重者忌食。

葱白

性味归经： 性温、味辛；入肺、胃经。

功能： 通阳发表。用于风寒感冒、肺气失宣、阴寒腹痛、二便不通等。

用法： 煮粥、煎汤等。

禁忌： 表虚多汗者忌食。

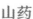

山药

性味归经： 性平，味甘；归肺、脾、肾经。

功能： 补脾养胃，生津益肺，补肾涩精。用于脾虚食少，久泻不止，肺虚喘咳，肾虚遗精，带下。

用法： 15~30 克，煎汤、炖煮。

禁忌： 湿盛中满者禁食。

补肺阳：
3 种常用中药

党参

性味归经： 性平，味甘；归脾、肺经。

功效主治： 健脾益肺，养血生津。用于脾肺气虚，食少倦怠，咳嗽虚喘，心悸气短，津伤口渴，内热消渴。

用法： 9~30 克，煎服。

禁忌： 阴虚、内有实热、患痔疮者不宜服用。

黄芪

性味归经： 性微温，味甘；归肺、脾经。

功效主治： 补气升阳，固表止汗，利水消肿，生津养血，行滞通痹，托毒排脓，敛疮生肌。用于气虚乏力，食少便溏，中气下陷。

用法： 9~30 克，煎服。

禁忌： 阴虚、内有实热、患痔疮者不宜服用。

五指毛桃

性味归经： 性平，味苦、甘；归肺、大肠经。

功效主治： 益气健脾，祛痰平喘，行气化湿，舒筋活络。用于肺虚痰喘咳嗽，脾胃气虚之肢倦无力，食少腹胀，水肿，带下，风湿痹痛，腰腿痛。

用法： 15~30 克，煎服。

禁忌： 湿盛中满或有实邪、积滞者禁服。

药食同源，补益肺阳：3 道精选食疗方

五指毛桃炒鸡丁

益气温阳，补肺定喘

材料：黄雌鸡肉 200 克，核桃仁 50 克，五指毛桃 10 克。

调料：盐 3 克，植物油适量。

做法：

1 鸡肉洗净，切丁；核桃仁浸泡，沥干，放入热油锅中翻炒至呈金黄色后盛出；五指毛桃泡软，沥干。

2 锅内留底油烧热，放入五指毛桃，煎出椰香味后捞出，下鸡丁，炒至断生时加盐炒匀，再倒入核桃仁翻炒几下即可。

功效
润肺止咳，温肺定喘。

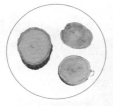 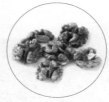 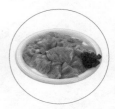

发散风寒 神仙粥

材料：糯米30克，葱白7段，生姜5大片。

调料：醋适量。

做法：

1 向糯米中加水适量煮成稀粥，再加入切好的葱白段和生姜片，搅拌均匀后继续小火煮5分钟。

2 倒入适量醋，搅拌均匀后盛出即可，趁热食用。

功效

疏风解表，散寒通阳。

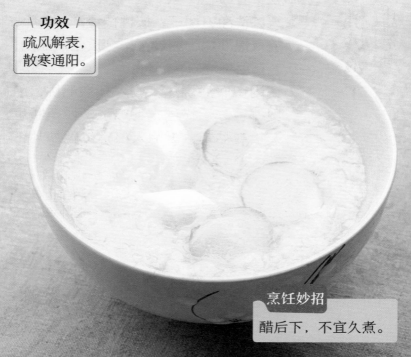

烹饪妙招

醋后下，不宜久煮。

材料: 净乌鸡 1 只,党参 8 克,山药 15 克,红枣 6 枚,枸杞子 6 克。

调料: 生姜 10 克,盐 3 克。

做法:

1 净乌鸡、红枣、枸杞子、党参、山药洗净;生姜洗净,去皮,切片。

2 将红枣、枸杞子、党参、山药、生姜片纳入乌鸡腹中,放入炖盅内,加适量水,大火烧开,改用小火炖至乌鸡肉熟烂后加盐即可食用。

益气补肺

党参山药乌鸡汤

| 功效 |

益气养阴,补肺健脾。

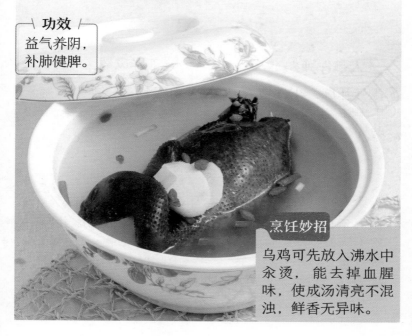

烹饪妙招

乌鸡可先放入沸水中汆烫,能去掉血腥味,使成汤清亮不混浊,鲜香无异味。

补肺阳：
6 种家用中成药

1 补肺丸

补益肺气，止咳平喘。
用于肺虚所致之咳喘、气短、自汗等。

4 桂附地黄丸

温中补阳，止咳益气。
用于痰饮咳喘、消渴等。

2 人参保肺丸

益气补肺，止嗽定喘。
用于肺气虚弱所致的虚劳久嗽、气短喘促等症。

5 玉屏风散

益气固表，补中宣肺。
用于自汗盗汗、咳嗽、咳痰等。

3 补肺活血胶囊

益气活血，补肺固肾。
用于气虚血瘀所致的咳嗽气促、心悸气短、肢冷乏力、腰膝酸软等。

6 润肺止嗽丸

润肺定喘，止嗽化痰。
用于肺气虚弱所致的咳嗽喘促、痰涎壅盛、久嗽声哑等。

四

补心阳 18 招

改善胸闷，
冠心病绕道走

扫描二维码
有声点读新体验

心阳虚
有哪些常见表现

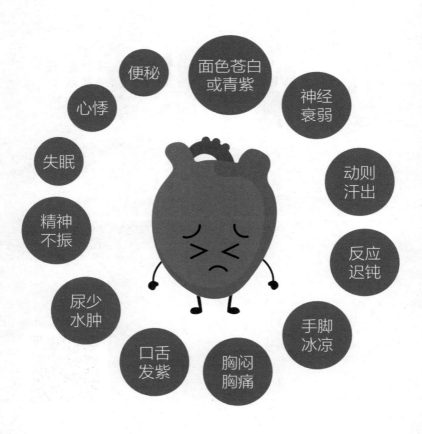

补心阳：
3 大常用穴位

对症按摩调理方

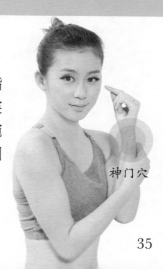

取穴原理	神门穴是手少阴心经之动脉，为心经之原穴，该穴有地部孔隙与心经体内经脉相通，为神气出入之门户，能补充心脏动力、补益心气。
功效主治	扶正祛邪，宁心安神。主治失眠、心慌、心烦等。
穴名由来	"神"，心神；"门"，门户。心藏神。该穴为心经之门户。

掐按神门穴

操作方法

每天早、晚用拇指尖垂直掐按神门穴，每次3～5秒，可连续操作1～3分钟。

定位

手腕部靠近小指的一侧有一条突出的筋，其与腕横纹相交的内侧凹陷处即是。

神门穴

<table>
<tr><td rowspan="3">按揉内关穴</td><td>取穴原理</td><td>内关穴属于手厥阴心包经，能调补阴阳气血，通于阴维脉。</td></tr>
<tr><td>功效主治</td><td>和胃降逆，宽胸理气。主治胸闷、胸痛、心悸等。</td></tr>
<tr><td>穴名由来</td><td>"内"，内外之内；"关"，关隘。该穴在前臂内侧要处，犹如关隘。</td></tr>
</table>

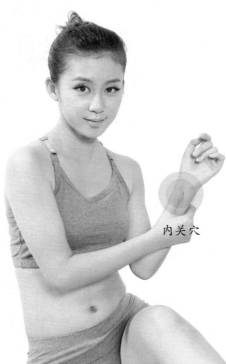

内关穴

操作方法

用一只手的拇指，稍用力向下点压对侧手臂的内关穴后，保持压力不变，继而旋转揉动，每次按揉 20～30 次。

定位

本穴在前臂前区，手握拳或上抬，腕掌侧中间凸出的两筋之间，距腕横纹三指宽。

取穴 原理	劳宫穴在手厥阴心包经上，有清热除烦、清虚热、安神静心的作用。
功效 主治	散热燥湿，补心安神。主治精神不振、乏力、神经衰弱、失眠等。
穴名 由来	"劳"，劳动；"宫"，中央。手司劳动。该穴在手掌部的中央。

操作方法

伸臂仰掌，手掌自然微屈，掌心向上，用另一手四指握住手背，拇指弯曲，以指端垂直按压劳宫穴，左右手交替，早、晚各1次，每次2~3分钟，以有酸胀感为度。

定位

本穴在掌区，横平第3掌指关节近端，第2、3掌骨之间，偏于第3掌骨。

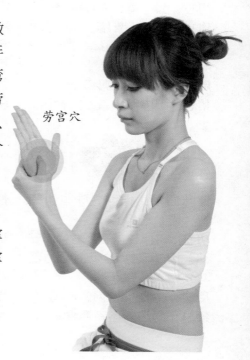

劳宫穴

37

补心阳：
4 种家常食物

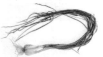

薤头

性味归经： 性温、味辛、苦；归心、肺、胃、大肠经。

功能： 通阳散结，宽胸理气。用于胸痹心痛、胸脘痞闷、咳嗽痰多等。

用法： 煎汤、热炒等。

禁忌： 阴虚发热者不宜食用。

猪心

性味归经： 性平，味甘、咸；归心经。

功能： 养心安神。用于失眠、自汗、心悸怔忡等。

用法： 炖汤、煮食。

禁忌： 高胆固醇血症、高血压患者不宜多食。忌与吴茱萸同用。

红枣

性味归经： 性温，味甘；归脾、胃、心经。

功能： 补中益气，养血安神。用于脾虚食少，乏力便溏，妇人脏躁。

用法： 生食、熬粥、炖汤。

禁忌： 湿热内盛者慎食。

桂圆

性味归经： 性温，味甘；归心、脾经。

功能： 补益心脾，养血安神。用于气血不足，心悸怔忡，健忘失眠，血虚萎黄。

用法： 生食、熬粥。

禁忌： 湿热停滞及内有痰火者忌食。

补心阳：
3 种常用中药

干姜

性味归经： 性热，味辛；归脾、胃、肾、心、肺经。

功效主治： 温中散寒，回阳通脉，温肺化饮。用于脘腹冷痛，呕吐泄泻，肢冷脉微，寒饮喘咳。

用法： 3~10 克，煎服。

禁忌： 阴虚内热、血热妄行者忌用。

桂枝

性味归经： 性温，味辛、甘；归心、肺、膀胱经。

功效主治： 发汗解肌，温通经脉，助阳化气，平冲降气。用于风寒感冒，脘腹冷痛，血寒经闭，关节痹痛，痰饮，水肿，心悸，奔豚。

用法： 3~10 克，煎服。

禁忌： 阴虚火旺、里有实热、血热妄行出血者忌服。

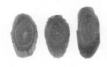

红参

性味归经： 性温，味甘、微苦；归脾、肺、心、肾经。

功效主治： 大补元气，复脉固脱，益气摄血。用于体虚欲脱，肢冷脉微，气不摄血，崩漏下血。

用法： 3~9 克，煎服。

禁忌： 阴虚火旺、里有实热、血热妄行出血者忌服。

药食同源，心阳不虚：2道精选食疗方

参芪猪心汤

补气升阳，养心安神

材料： 猪心500克，黄芪10克，红参8克。

调料： 大葱15克，姜10克，料酒15克，小葱5克，胡椒粉1克，盐适量。

做法：

1 将黄芪、红参洗净，装在双层纱布袋内，封住口做成中药包。

2 将猪心洗净，切块；姜、葱洗净。

3 将砂锅置于大火上，倒入适量水，加入猪心、中药包煮沸，撇去浮沫，加姜、大葱、料酒，改小火，烹煮至猪心熟烂后加入小葱、胡椒粉、盐即可。

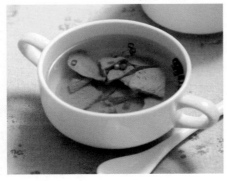

╲ 功效 ╱
安神定惊，补气养心。

材料： 肉桂粉3克，干姜3克，山药30克，甘草3克，去壳栗子50克，粳米50克。

做法：

1 将山药去皮，切块备用；将干姜、甘草一同放进砂锅中加水浸泡，煎10分钟后将药材捞出。

2 将去壳栗子、山药、粳米放入汤汁中，煮至熟烂。

3 加入肉桂粉，再煮3分钟后出锅。

功效
补脾养心，
温阳通脉。

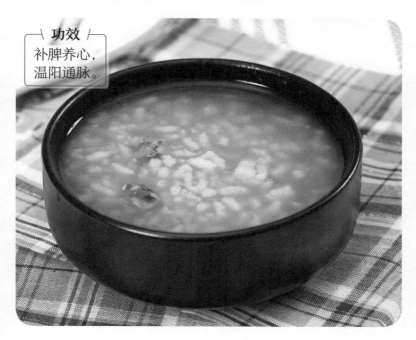

补心阳：
6 种家用中成药

1 柏子养心丸

温补心阳，养血安神。 用于心悸易惊、失眠多梦、健忘等。

4 心宝丸

温中强心，助阳安神。 用于心肾阳虚、心脉瘀阻所致之慢性心功能不全等。

2 心荣口服液

助阳益气养阴。 用于心阳不振所致的胸痹，症见胸闷隐痛、心悸气短、头晕目眩等。

5 归脾丸

益气健脾，养心安神。 用于心脾两虚所致的气短心悸、失眠多梦、食少体倦、面色萎黄等。

3 心脑欣丸

益气活血。 用于气虚血瘀所致的头晕头痛、心悸气喘等。

6 参芪益气滴丸

益气通脉，活血止痛。 用于气虚血瘀所致的胸闷胸痛、气短乏力。

五

男性补阳 20 招

体不虚，
精力足，病不找

扫描二维码
有声点读新体验

男性阳虚
有哪些常见表现

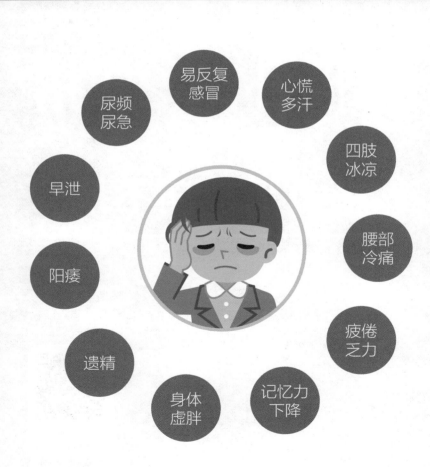

易反复感冒

心慌多汗

尿频尿急

四肢冰凉

早泄

腰部冷痛

阳痿

疲倦乏力

遗精

记忆力下降

身体虚胖

44

男性补阳：
5 大常用穴位

对症按摩调理方

取穴 原理	关元为任脉与足三阴经的交会穴，可调补肝脾肾，温下元之气，直接兴奋宗筋。
功效 主治	补中益气，调气和血。主治早泄、遗精、阳痿及肠胃疾病等。
穴名 由来	"关"，关藏；"元"，元气。该穴为关藏人体元气之处。

按揉关元穴

操作方法

用掌根对关元穴进行环旋按揉，每次 2～3 分钟。

定位

从肚脐正中央向下量 3 寸，即肚脐中央向下四横指处即是。

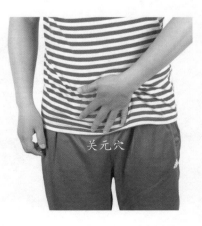

关元穴

<table>
<tr><td rowspan="3">按揉肾俞穴</td><td>取穴原理</td><td>肾俞穴为肾的背俞穴，可补益元气，培肾固本。</td></tr>
<tr><td>功效主治</td><td>护肾强肾，滋补肾阳。主治肾虚腰痛、腰膝酸软、耳鸣目眩、肾不纳气等。</td></tr>
<tr><td>穴名由来</td><td>"肾"，肾脏。该穴为肾脏之气转输之处，是调治肾疾的重要穴位。</td></tr>
</table>

操作方法

用两手拇指指腹按揉两侧肾俞穴，或两手搓热后，用手掌上下来回搓擦肾俞穴50~60次，两侧可同时或交替进行。

定位

两侧肩胛骨下缘的连线与脊柱相交处为第7胸椎，往下数7个凸起的骨性标志，在其棘突下旁开1.5寸（二指宽）处即是。

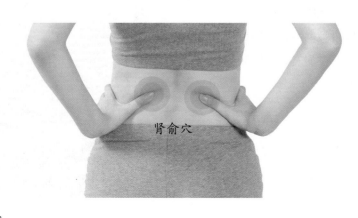

肾俞穴

取穴 原理	大赫穴为足少阴肾经穴，是补益肝肾、强壮体质之要穴。
功效 主治	温补肾阳，滋阴固精。主治遗精、阳痿。
穴名 由来	"大"，大、盛也；"赫"，红如火烧，指十分显耀。"大赫"意指体内冲脉的高温高湿之气由本穴而出肾经。

按揉大赫穴

操作方法

用两手拇指或食指指腹按揉 2~3 分钟。

定位

本穴位于下腹部，脐下4 寸，前正中线旁开 0.5寸。取穴时，患者可采用仰卧的姿势。大赫穴位于人体的下腹部，从肚脐到耻骨上方画一线，将此线五等分，从肚脐往下五分之四处的左右一指宽处，即为此穴。

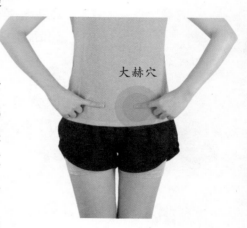

大赫穴

<table>
<tr><td rowspan="4">掐按三阴交穴</td><td>取穴原理</td><td>三阴交穴是肝、脾、肾三经的交会穴，既可健脾益气，又可补益肝肾。</td></tr>
<tr><td>功效主治</td><td>健脾利湿，兼调肝肾。主治脾胃虚弱之消化不良、腹泻等。</td></tr>
<tr><td>穴名由来</td><td>"三阴"，指足之三阴经；"交"，指交会与交接。此穴为足太阴、足少阴、足厥阴三条阴经气血物质的交会处。</td></tr>
</table>

操作方法

用拇指掐按三阴交穴 20 次，两侧可同时进行。

定位

本穴在小腿内侧，内踝尖上 3 寸，胫骨内侧缘后际。

三阴交穴

取穴 原理	志室穴是足太阳膀胱经的常用腧穴之一，与太溪穴合用可补肾固精。
功效 主治	补肾益精，强健腰膝。主治小便不利、腰痛、阳痿、遗精等。
穴名 由来	"志"，意志；"室"，房室。肾藏志，该穴与肾俞穴平列，如肾气聚集之房室，故名。

按揉志室穴

操作方法

站立，用拇指端按住穴位，力度适中，按压或揉压志室穴3~5分钟。

定位

本穴在腰区，第2腰椎棘突下，后正中线旁开3寸，平肾俞穴。

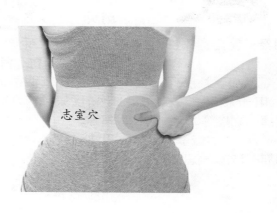

志室穴

男性补阳：
4 种家常食物

淡菜

性味归经：性温，味甘、咸；归肝、肾经。

功能：补肝肾，益精血。用于阳痿、腰痛、虚劳羸瘦、腰痛等。

用法：煎、煮、炖。

禁忌：有结石者宜少食用。

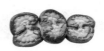

羊腰

性味归经：性温、味甘；归肾经。

功能：补肾益精。用于肾虚劳损、腰脊冷痛、耳聋耳鸣、足膝痿弱等。

用法：煮食或煎汤。

禁忌：阴虚火旺者忌用。

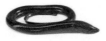

鳝鱼

性味归经：性温，味甘；归肝、脾、肾经。

功能：益气血，补肝肾，强筋骨。用于腰膝酸软、虚劳、腰痛、阳痿等。

用法：煮食、焖烧、煲汤。

禁忌：虚热及外感病患者慎用。

扇贝

性味归经：性微温，味甘、咸；归脾、胃、肾经。

功能：补肾调中，养血。用于肾虚尿频、食欲不振、消渴等。

用法：煮食。

男性补阳：
4种常用中药

仙茅

性味归经： 性热，味辛；归肾、肝、脾经。

功效主治： 补肾阳，强筋骨，祛寒湿。用于阳痿，筋骨痿软，腰膝冷痛。

用法： 3~10克，煎服。

禁忌： 阴虚火旺及小便不利者忌用。

菟丝子

性味归经： 性平，味辛、甘；归肝、肾、脾经。

功效主治： 补益肝肾，固精缩尿，安胎，明目，止泻。用于肝肾不足，腰膝酸软。

用法： 6~12克，煎服。

禁忌： 阴虚火旺及小便不利者忌用。

海马

性味归经： 性温，味甘、咸；归肝、肾经。

功效主治： 温肾壮阳，散结消肿。用于阳痿，遗尿，肾虚作喘，跌仆损伤。

用法： 3~9克，捣碎或碾粉。

禁忌： 大小便不利、食滞不化者忌用。

补骨脂

性味归经： 性温，味辛、苦；归脾、肾经。

功效主治： 温肾助阳，纳气平喘，温脾止泻。用于肾阳不足，阳痿遗精，遗尿。

用法： 6~10克，煎服。

禁忌： 阴虚火旺及大便秘结者忌服。

药食同源,补充阳气: 2道精选食疗方

益气血,补虚损

七彩鳝鱼丝

材料: 鳝鱼丝400克,红椒丝、黄椒丝、柿子椒丝、胡萝卜丝、洋葱丝各20克。

调料: 酱油10克,姜片、白糖、淀粉各5克,盐3克,植物油适量。

做法:

1 将鳝鱼丝用酱油、白糖、淀粉和水搅拌均匀,腌渍10分钟。

2 炒锅内放油烧热,放入鳝鱼丝滑熟,捞出沥油。锅留底油,放入洋葱丝和姜片炒香,倒入其他所有食材炒熟,加盐调味即可。

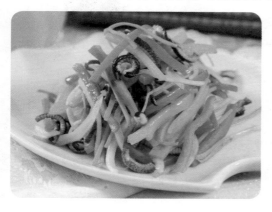

功效

滋补肝肾,补气养血,改善阳痿、早泄。

材料：蒜蓉 150 克，扇贝 8 个，粉丝适量。

调料：生抽、植物油适量。

做法：

1 用牙刷将扇贝外壳清洗干净，去掉盖子。粉丝泡软放在扇贝之上，摆入盘中备用。

2 起锅烧油，加入蒜蓉，将蒜蓉炸至变色。

3 在粉丝上放适量炸好的蒜蓉，倒入适量生抽，上笼屉蒸 5~6 分钟，扇贝较大者可蒸 8~10 分钟。

温阳补肾

蒜蓉粉丝蒸扇贝

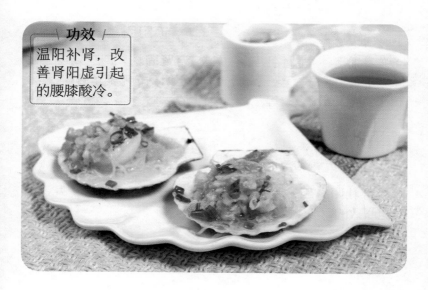

| 功效 |

温阳补肾，改善肾阳虚引起的腰膝酸冷。

男性补阳：
5 种家用中成药

1 龟鹿补肾丸

壮肾阳，益气血，壮筋骨。 用于肾阳虚所致的身体虚弱、疲乏、腰腿酸软等。

2 龟龄集

强身补脑，固肾补气。 用于肾亏阳弱导致的健忘梦遗、气虚食少等。

3 益肾灵颗粒

益肾壮阳。 用于肾阳不足所致的早泄、少精等。

4 安神补脑液

益气养血，强脑安神。 用于脑髓不足所致的头晕、乏力、健忘、失眠等。

5 锁阳固精丸

温肾固精。 用于肾阳不足所致的腰膝酸软、头晕耳鸣、遗精早泄等。

其他常用中成药：补肾强身胶囊、金匮肾气丸、补肾益脑片、金锁固精丸等。

六

女性补阳 21 招
暖子宫，养气血，靓容颜，少生病

扫描二维码
有声点读新体验

女性阳虚
有哪些常见表现

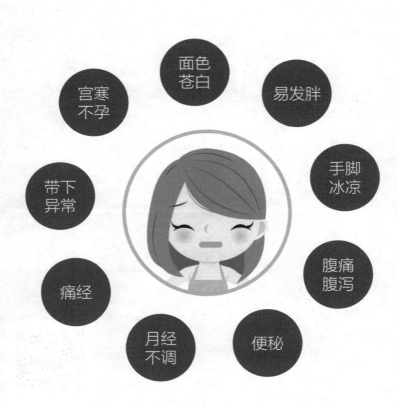

面色
苍白

易发胖

宫寒
不孕

手脚
冰凉

带下
异常

腹痛
腹泻

痛经

便秘

月经
不调

女性补阳：
5 大常用穴位

对症按摩调理方

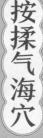

按揉气海穴

取穴原理	气海为任脉穴，可以和气血、调冲任。
功效主治	补肾固精，温阳益气，强壮体质。主治月经不调、崩漏、带下等。
穴名由来	"气"，元气；"海"，海洋。该穴在脐下，如同气之海洋，为人体元气之海。

操作方法

用拇指或食指指腹按揉气海穴 3~5 分钟。

定位

本穴在下腹部，脐下1.5 寸，前正中线上。

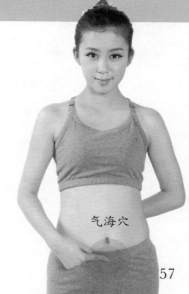

气海穴

57

按揉归来穴

取穴原理	归来穴为足阳明胃经穴，位近胞宫，具有调经活血之功效。
功效主治	益气升提，行气疏肝，调经止带。主治少腹疼痛、月经不调、痛经、闭经等。
穴名由来	"归"，返回；"来"，回来。该穴为养生吐纳时腹气下降归根之处。

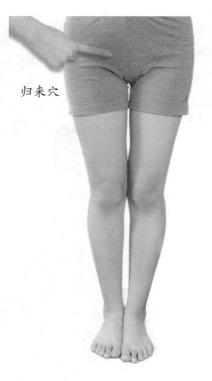

归来穴

操作方法

以食指指腹垂直下按，由内而外按揉归来穴，每日早、晚各揉按 1~3 分钟。

定位

本穴在下腹部，脐下4寸，前正中线旁开2寸。

取穴原理	三阴交穴为足三阴经的交会穴，可以调理脾、肝、肾三脏，以治其本。
功效主治	健脾利湿，兼调肝肾。主治月经不调、更年期综合征等。
穴名由来	"三阴"，足之三阴经；"交"，交会与交接。该穴为足太阴、足少阴、足厥阴三条阴经气血物质的交会处。

掐按三阴交穴

操作方法

用拇指掐按三阴交穴20次，两侧可同时进行。

定位

本穴在小腿内侧，内踝尖上3寸，胫骨内侧缘后际。

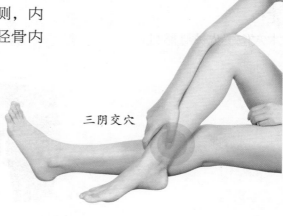

三阴交穴

<table>
<tr><td rowspan="3" style="text-align:center">按揉神阙穴</td><td>取穴原理</td><td>神阙穴属任脉，在脐中央，可培元固本，为益气补血之要穴。</td></tr>
<tr><td>功效主治</td><td>培元固本，和胃理肠。主治手足冰凉、月经不调、腹胀、腹痛、脱发等。</td></tr>
<tr><td>穴名由来</td><td>因胎儿赖此宫阙，输送营养，灌注全身，遂使胎体逐渐发育，变化莫测，故名神阙。</td></tr>
</table>

操作方法

以食指指腹在神阙穴轻轻按揉100~200次，或使用中指振法，自觉腹部胀麻颤动即可。

定位

本穴位于人体肚脐处。

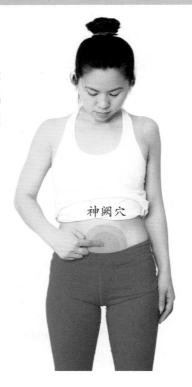

神阙穴

取穴原理	带脉穴属足少阳胆经，为足少阳、带脉二经交会穴，是带脉经气所过之处，可以调冲任，止带下，调经血，理下焦。
功效主治	清热利湿，健脾通经，调经止痛，行气活血。主治带下异常、月经病等。
穴名由来	"带"，腰带；"脉"，经脉。该穴属胆经，交会在带脉之上。

操作方法

以食指指腹分别按揉两侧的带脉穴。按揉时指腹紧贴皮肤，力度均匀、柔和、渗透，以局部有酸胀感为度，不可用蛮力，每天早、晚各1次，每次3~5分钟。

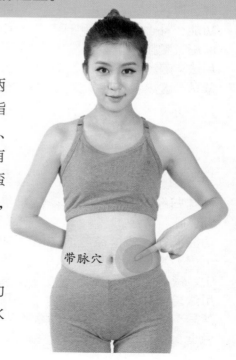

带脉穴

定位

本穴在侧腹部，第11肋骨游离端垂直线与脐水平线的交点上。

61

女性补阳：
4种家常食物

樱桃

性味归经：性温，味甘；归脾、胃、肾经。

功能：补血益肾。用于脾虚泄泻、腰腿疼痛等。

用法：煎汤或浸酒。

禁忌：虚热者不宜多食。

猪腰

性味归经：性平，味咸；归肝、肾经。

功能：补肾益阳，利水。用于肾虚耳聋、腰痛等。

用法：煎汤或煮食。

禁忌：不宜久食。不宜与吴茱萸、白花菜合用。

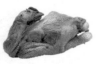

乌鸡肉

性味归经：性平，味甘；归肺、肝、肾经。

功能：补肝肾，益气血。用于虚劳羸瘦、骨蒸潮热、崩中、带下等。

用法：煮食。

禁忌：凡实证、邪毒未清者忌食。

荔枝

性味归经：性温，味甘、酸；归脾、肝经。

功能：养血健脾，行气消肿。用于病后体虚，脾虚泄泻、食少、瘰疬等。

用法：煎汤、浸酒、生食。

禁忌：阴虚火旺者慎食。

女性补阳：4 种常用中药

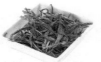

艾叶

性味归经： 性温，味辛、苦；归肝、脾、肾经。

功效主治： 温经止血，散寒止痛。用于月经过多，少腹冷痛，经寒不调，宫冷不孕。

用法： 3~9 克，煎服。

禁忌： 阴虚血热者慎用。

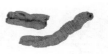

巴戟天

性味归经： 性微温，味甘、辛；归肾、肝经。

功效主治： 补肾阳，强筋骨，祛风湿。用于阳痿遗精，宫冷不孕，月经不调，少腹冷痛。

用法： 3~10 克，煎服。

禁忌： 表实邪盛者禁服。

阿胶

性味归经： 性平，味甘；归肺、肝、肾经。

功效主治： 补血滋阴，润燥，止血。用于血虚萎黄，眩晕心悸，肌痿无力，心烦不眠，虚风内动，肺燥咳嗽。

用法： 3~9 克，煎服。

禁忌： 阴虚火旺者慎服。

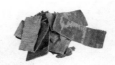

杜仲

性味归经： 性温，味甘；归肾、肝经。

功效主治： 补肝肾，强筋骨，安胎。用于肝肾不足，腰膝酸痛，筋骨无力，头晕目眩，妊娠漏血，胎动不安。

用法： 6~10 克，煎服。

禁忌： 阴虚火旺者慎服。

药食同源,补阳暖体: 2道精选食疗方

补血调经

栗子焖仔鸡

材料: 净仔鸡1只（约400克），生栗子100克。

调料: 葱花、姜片、花椒粉、酱油、料酒、白糖、盐、植物油各适量。

做法:

1 将净仔鸡洗净，斩块，焯透，捞出；生栗子洗净，煮熟，取栗子肉。

2 向炒锅内倒入油烧至七成热，加葱花、姜片和花椒粉炒香，倒入鸡块和栗子翻炒均匀，加酱油、料酒、白糖和适量清水大火煮沸，转小火焖至鸡块熟透，用盐调味即可。

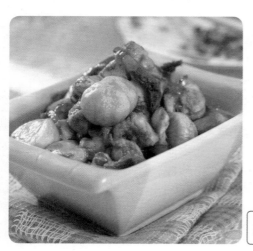

╲ **功效** ╱
补血养身，调经补虚。

材料： 杜仲10克，核桃仁30克，猪腰1对。

调料： 盐、胡椒粉、香油各适量。

做法：

1 将猪腰洗净，从中间剖开，去掉脂膜，切成片。

2 将猪腰片和杜仲、核桃仁一起放入砂锅内，加入适量水和盐，大火烧开，转小火炖煮至熟，放入胡椒粉、香油，搅拌均匀即可。

温馨提示： 本方应在医生指导下使用。

杜仲核桃猪腰汤

补阳强身，缓解产后腰痛

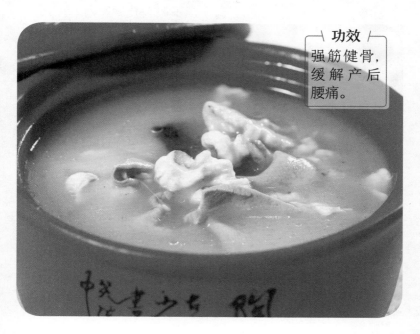

功效
强筋健骨，缓解产后腰痛。

女性补阳：
6 种家用中成药

1 右归丸

温补肾阳，填精止遗。 用于经乱无期，出血量多或淋漓不尽，畏寒肢冷。

2 调经促孕丸

温肾健脾，活血调经。 用于脾肾阳虚，瘀血阻滞所致的月经不调、闭经不孕等。

3 妇宝颗粒

益肾和血，理气止痛。 用于肾虚夹瘀所致的腰酸腿软、经漏等。

4 八珍益母丸

益气养血，活血调经。 用于气血两虚兼有血瘀所致的月经紊乱、精神不振、肢体乏力。

5 鹿胎膏

补中益气。 用于气虚所致之体弱、四肢无力等。

6 定坤丹

滋补气血，调经舒郁。 用于气血两虚、气滞血瘀所致的月经不调、经行腹痛、崩漏下血、产后诸虚。

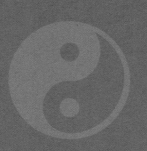

七

四季补阳 19 招

顺应规律来养生，
春夏秋冬舒心过

四季补阳：
2 大常用穴位

对症按摩调理方

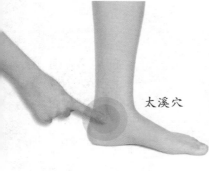

按揉太溪穴

取穴原理	太溪穴是肾经的原穴，聚集肾经元气，是肾经元气留止的位置，具备较强的回阳救逆之功效，因此称其为"回阳九针穴"之一。
功效主治	滋阴益肾，壮阳强腰。主治心烦心痛、腰酸腿冷、浑身乏力等。
穴名由来	"太"，大；"溪"，沟溪。该穴为肾之气血所注之处，足少阴肾经脉气出于涌泉，至此聚留而成大溪，故名。

太溪穴

操作方法

用对侧手的拇指或食指指腹按揉太溪穴 3 分钟，力量柔和，以有酸胀感为度。

定位

坐位垂足，在足内侧，由足内踝尖向后推至与跟腱之间的凹陷处即是。

68

取穴原理	足三里穴是足阳明胃经的主要穴位之一，可调理脾胃、补中益气、补肾壮阳。
功效主治	生发胃气，调理脾胃，燥化脾湿。主治呕吐、呃逆、食欲不振、消化不良等。
穴名由来	"里"与"理"通。人以肚脐为界，上为天、下为地、中为人，万物由之，理在其中。故该穴能调和天地人，能治人身体上中下诸病。

按压足三里穴

操作方法

以拇指指腹垂直用力按压足三里穴，每日早、晚左右两穴各按压 1 次，每次 1～3 分钟。

定位

垂直屈膝，由外膝眼往下量四横指，距胫骨外一横指处即是。

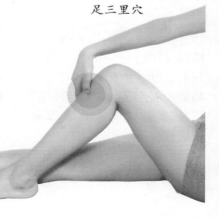

足三里穴

四季补阳：
4 种家常食物

平菇

性味归经：性温，味辛、甘；归肝、肾经。

功能：补肾壮阳，祛风散寒，舒筋活络。用于腰膝无力、腰腿疼痛、筋络不舒、手足麻木等。

用法：炒食、炖汤。

禁忌：忌野外采集。

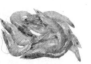

河虾

性味归经：性温，味甘；归肝、肾经。

功能：补肾壮阳，通乳。用于阳痿、乳汁不下、丹毒等。

用法：煎汤或煮食。

禁忌：发疮疥、动风者禁食。

松子仁

性味归经：性微温，味甘；归肝、肺、大肠经。

功能：补气养血，益肺润肠。用于虚羸少气、肺虚咳嗽、气虚便秘等。

用法：生食或与糕点搭配。

禁忌：有湿痰者禁食。

糯米

性味归经：性温，味甘；归肺、脾、胃经。

功能：补中益气，健脾止泻。用于脾胃虚寒之泄泻、消渴尿多，以及自汗等。

用法：煮粥。

禁忌：痰热风病者忌食。

四季补阳：
3种常用中药

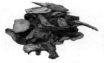

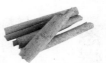

肉苁蓉

性味归经： 性温，味甘、咸；归肾、大肠经。

功效主治： 补肾阳，益精血，润肠通便。用于肾阳不足，精血亏虚，阳痿，不孕，腰膝酸软，筋骨无力，肠燥便秘。

用法： 6~10克，煎服。

禁忌： 相火偏旺、胃弱便溏、实热便结者禁服。

肉桂

性味归经： 性大热，味辛、甘；归肾、脾、心、肝经。

功效主治： 补火助阳，引火归原，散寒止痛，温通经脉。用于阳痿宫冷，腰膝冷痛，肾虚作喘，虚阳上浮，眩晕目赤，心腹冷痛，虚寒吐泻，寒疝腹痛，痛经经闭。

用法： 1~5克，煎服、研粉吞服或冲服。

禁忌： 有出血倾向者及孕妇慎用；不宜与赤石脂同用。

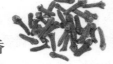

丁香

性味归经： 性温，味辛；归脾、胃、肺、肾经。

功效主治： 温中降逆，补肾助阳。用于脾胃虚寒，呃逆呕吐，食少吐泻，心腹冷痛，肾虚阳痿。

用法： 1~3克，煎服。

禁忌： 有胃热引起的呃逆或兼有口渴、口苦、口干症状者不宜服用；热性病及阴虚内热者忌服。

药食同源,四季补阳: 4道精选食疗方

葱爆羊肉

补阳益气,强肾壮腰

材料: 羊肉片300克,葱白150克。

调料: 腌肉料(酱油、料酒、淀粉、花椒粉各少许),蒜片、料酒、酱油、醋、香油各少许,植物油适量。

做法:

1 将羊肉片洗净,用腌肉料腌渍15分钟;大葱洗净,斜切成段。

2 锅置火上,倒入油烧热,爆香蒜片,放入肉片大火翻炒,约10秒后将葱段入锅,稍翻炒后先沿着锅边淋下料酒烹香,然后立刻加入酱油翻炒一下,再沿锅边淋醋、滴香油,炒拌均匀即可。

功效

健肾补虚,强壮腰膝。

材料： 韭菜 150 克，河虾 200 克。

调料： 葱、姜、蒜末、植物油各适量，盐 3 克。

做法：

1 将韭菜择洗干净，切成小段；将河虾洗净。

2 将河虾入油锅后煸炒，炒至呈金黄色后捞出。

3 锅置火上，倒油烧热，加入葱、姜、蒜，炒香后加入河虾，翻炒几下后倒入韭菜茎，然后倒入韭菜叶翻炒至熟，最后加盐调味即可。

韭菜爆河虾

温阳补气，活血暖体

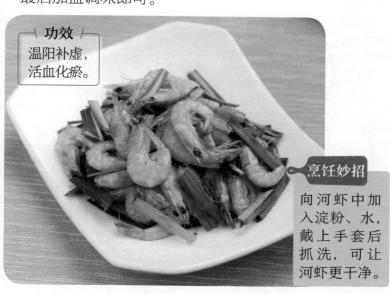

功效
温阳补虚，活血化瘀。

烹饪妙招
向河虾中加入淀粉、水，戴上手套后抓洗，可让河虾更干净。

苁蓉枸杞姜糖粥

补肾益肝，滋阴壮阳

材料：肉苁蓉 15 克，枸杞子 10 克，大米 100 克。

调料：姜片 3 克，红糖 5 克。

做法：

1 将肉苁蓉装入纱布袋，扎口后放入锅内，加清水煎煮成药汁，去纱布袋留药汁；将枸杞子洗净；大米淘洗干净，浸泡 30 分钟。

2 锅内加清水烧开，再加药汁、大米、枸杞子、姜片，煮沸后转小火煮至米熟，最后加入红糖调味。

功效
补肾阳，益精血。

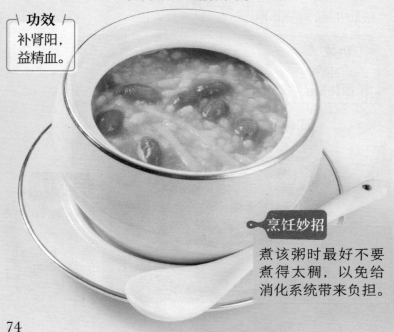

烹饪妙招

煮该粥时最好不要煮得太稠，以免给消化系统带来负担。

材料： 山楂肉、荔枝肉各 50 克，桂圆肉
20 克，枸杞子 5 克。

调料： 红糖适量。

做法：

1 山楂肉、荔枝肉洗净；桂圆肉稍浸泡
后洗净。

2 锅置火上，倒入适量清水，放入山楂肉、
荔枝肉、桂圆肉，大火煮沸后改小火煮
约 20 钟，加入枸杞子继续煮约 5 分钟，
加入红糖拌匀即可。

山楂荔枝桂圆汤

┤ **功效** ├
补阳暖体，
活血化瘀。

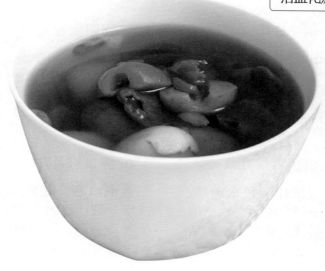

四季补阳：
6 种家用中成药

1 八珍颗粒

补气益血。用于气血两虚所致的面色萎黄、食欲不振、四肢乏力、月经过多等。

2 附子理中丸

温中健脾。用于脾胃虚寒之脘腹冷痛、呕吐泄泻、手足不温等。

3 济生肾气丸

温肾助阳，利水消肿。用于肾阳不足，水湿内停所致之水肿、腰膝酸重、小便不利等。

4 小建中合剂

温中补虚，缓急止痛。用于脾胃虚寒所致之脘腹疼痛、喜温喜按、嘈杂吞酸等。

5 强阳保肾丸

补肾助阳。用于肾阳不足所致的腰酸腿软，精神倦怠，阳痿遗精。

6 仲景胃灵丸

温中散寒，健胃止痛。用于脾胃虚弱所致之寒凝胃痛、食欲不振、脘腹胀满等。

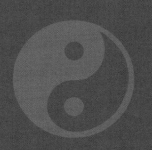

八

3种阳虚问题
对症调理
阴阳一调，百病皆消

心悸

典型症状	☑心悸不安	☑胸闷气短	☑动则乏力
	☑面色苍白	☑形寒肢冷	☑舌淡苔白

病因分析

　　与体质虚弱、饮食劳倦、七情所伤、感受外邪及药食不当等有关。

对症取穴

　　心俞穴、厥阴俞穴、巨阙穴、膻中穴、神门穴、内关穴。

常用食材

　　猪心。

常用中药

　　紫石英、柏子仁。

常用中成药

　　心荣口服液、稳心颗粒、安神补脑液。

常用穴位调理

取穴原理	膻中穴为心包之募穴，八会穴之气会，可调心气以定悸，不论何种心悸皆可用之。
功效主治	宽胸理气，降逆平喘。主治胸闷、心悸、哮喘等。
穴名由来	"膻"，为心脏阻挡邪气的保护膜；"中"，中央。该穴位于胸中央，故名。

操作方法

除拇指外，其余四指并拢按揉膻中穴5～10秒，放松，连续按3分钟，然后沿顺时针、逆时针各按揉6次，以有酸麻、胀感为度。

定位

本穴在胸部，横平第4肋间隙，前正中线上。取穴时可正坐或仰卧，位于两乳头之间连线的中点即是。

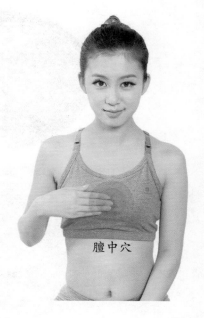

膻中穴

精选食疗方

柏子仁猪心汤

养心安神，宽胸理气

材料： 柏子仁 8 克，松子仁 6 克，猪心 1 个。

调料： 盐、料酒各适量。

做法：

1 将锅置于火上，加入所有的材料。

2 向锅中加适量的水，放料酒，用小火煮至猪心熟烂，加盐调味即可。

温馨提示： 本方应在医生指导下使用。

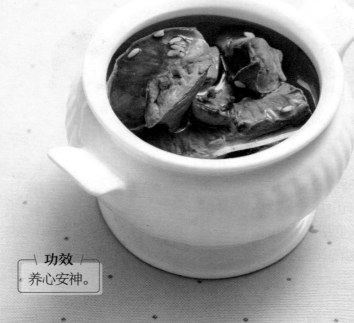

┌ 功效 ┐
养心安神。

腹痛

☑绵绵腹痛　☑时作时止　☑喜温喜按
☑形寒肢冷　☑面色无华　☑大便溏薄

病因分析

　　素体脾阳亏虚，虚寒中生，导致气血生成不足，脾阳虚而不能温养，从而出现腹痛。

对症取穴

　　中脘穴、天枢穴、关元穴、足三里穴。

常用食材

　　洋葱、木耳、甜瓜、羊肉、鲤鱼、桂皮、白砂糖、紫苏、生姜、胡椒。

常用中药

　　藿香、香薷、余甘子、砂仁、草果、小茴香、薤白、木香、香附、山楂。

常用中成药

　　虚寒胃痛颗粒、黄芪健胃膏。

<table>
<tr><td rowspan="4">按揉中脘穴</td><td>取穴原理</td><td>中脘为胃之募、腑之会，位于脐上。可运转腹部气机。</td></tr>
<tr><td>功效主治</td><td>和胃健脾，消食导滞，疏肝理气。主治胃脘痛、腹胀、吞酸等。</td></tr>
<tr><td>穴名由来</td><td>"中"，中部、中央之意；"脘"，管。该穴属胃募，位在心蔽骨与脐连线的正中，内部正当胃的中部，主治胃疾，故名。</td></tr>
</table>

操作方法

用拇指端或掌根在穴位上按揉2~5分钟。

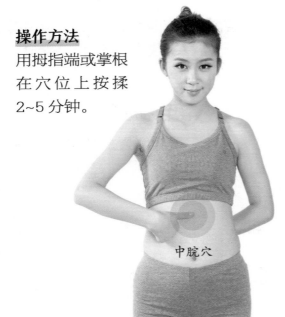

中脘穴

定位

在上腹部，脐中上4寸，前正中线上，胸骨下端和肚脐连接线的中点即是。

红糖醪糟汤

温经活血，缓解腹痛

材料： 红糖 50 克，醪糟 100 克。

调料： 生姜 5 克。

做法：

1 将生姜洗净，放入水中用小火煮 10 分钟。

2 在姜水中加入红糖和醪糟搅匀即可。

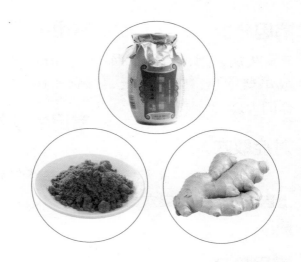

烹饪妙招

该汤温服效果最好，放冷之后效果会大打折扣。

功效

补中散寒，温胃健脾。

泄泻

典型症状	☑脐腹作痛	☑肠鸣腹泻	☑完谷不化
	☑形寒肢冷	☑腹部喜暖	☑腰膝酸软

病因分析

久病之后，肾阳受损或年老体衰，阳气不足，命门火衰。

对症取穴

大肠俞穴、天枢穴、上巨虚穴、三阴交穴、神阙穴。

常用食材

粟米、豇豆。

常用中药

海狗肾、菟丝子、益智、肉豆蔻、芡实。

常用中成药

四神丸、附子理中丸、参苓白术颗粒。

取穴原理	天枢穴是胃经上的重要腧穴，也是大肠的募穴，与胃肠道联系紧密，以调理肠胃疾病为主。
功效主治	理气止痛，活血散瘀，清利湿热。主治便秘、腹胀、腹泻、消化不良等。
穴名由来	"枢"，枢纽。人体上应天、下应地，该穴位于脐旁，在人体正中位置，为天之枢纽，故名。

按压天枢穴

操作方法

用双手拇指或食指分别按住肚脐两旁的天枢穴，轻轻按压2~3分钟，然后放开，让穴位休息几秒之后再重复操作，直到穴位处发红，有疼痛的感觉。

定位

本穴在腹部，横平脐中，前正中线旁开2寸。

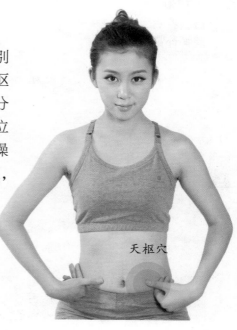

天枢穴

补脾益气，止泻

一味山药饮

材料： 生怀山药 30 克。

调料： 糖适量。

做法：

1 将怀山药洗净，去皮，切片。

2 锅中倒入适量清水将山药片煮至熟烂，加入糖调味，取汤食用。

功效

益气养阴，健脾补肾。

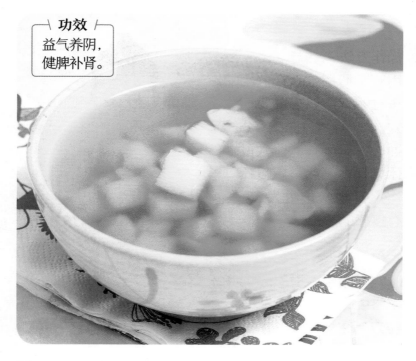

材料：芡实、莲子各 15 克，花生米、核桃仁各 5 克，黑米、炒薏米各 30 克，红枣 6 枚。

调料：冰糖 5 克。

做法：

1 将核桃仁洗净，压碎；红枣洗净，去核；花生米洗净后用水浸泡 2 小时；芡实、黑米、莲子、炒薏米用水浸泡 4 小时。

2 锅内加适量水烧开，放入所有食材，大火煮开后转小火煮至熟烂，放入冰糖再煮 5 分钟即可。

八宝黑米芡实粥

健脾暖胃，益精止泻

功效

养胃止泻。

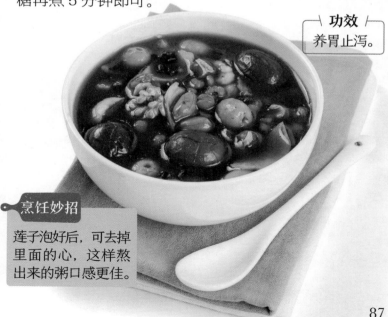

烹饪妙招

莲子泡好后，可去掉里面的心，这样熬出来的粥口感更佳。

87